SUPER RICETTE DEL MEDITERRANEO 2021

RICETTE DELIZIOSE CHE FARANNO VENIRE L'ACQUOLINA IN BOCCA AI TUOI OSPITI

PATRIZIA ALLEGRI

Sommario

Tagine marocchino con verdure 7

Pasticcio alla mediterranea con lattuga, ceci e sedano 9

Spiedini Di Verdure Alla Griglia 11

Funghi Portobello Ripieni Con Pomodori 13

Verdure di tarassaco appassite con cipolla dolce 15

Verdi di sedano e senape 16

Scramble di verdure e tofu 17

Zoodles semplici 19

Involtini di cavolo cappuccio di lenticchie e pomodori 20

Ciotola Vegetariana Mediterranea 22

Verdure grigliate e involtino di hummus 24

Fagiolini Spagnoli 26

Cavolfiore e carote rustici 27

Cavolfiore Arrosto e Pomodori 28

Zucca Arrosto 30

Spinaci all'aglio saltati 32

Zucchine saltate all'aglio con menta 33

Okra in umido 34

Peperoni Ripieni Di Verdure Dolci 35

Moussaka Melanzane 37

Foglie di vite ripiene di verdure 39

Involtini Di Melanzane Alla Griglia 41

Frittelle Di Zucchine Croccanti 43

Torta di spinaci al formaggio 45

Bocconcini di pane integrale al cetriolo 47

Salsa allo yogurt 48

Bruschetta al pomodoro 49

Pomodori Ripieni Di Olive E Formaggio 51

Tapenade al pepe 52

Falafel al coriandolo 53

Hummus al pepe rosso 55

Salsa di fagioli bianchi 56

Hummus con agnello macinato 57

Salsa Di Melanzane 58

Frittelle vegetariane 59

Polpette Di Agnello Bulgur 61

Avocado ripieno 63

Prugne Avvolte 64

Feta Marinata e Carciofi 65

Crocchette di tonno 66

Crudité di Salmone Affumicato 69

Olive Marinate agli Agrumi 70

Tapenade di olive con acciughe 71

Uova alla diavola greche 73

Manchego Crackers 75

Burrata Caprese Stack 77

Frittelle di Ricotta e Zucchine con Aioli al Limone e Aglio 79

Cetrioli Ripieni di Salmone 81

Paté di formaggio di capra e sgombro 83

Gustose bombe del Mediterraneo 85

Gazpacho di avocado 86

Torta Di Granchio 88

Insalata di pollo all'arancia e dragoncello 90

Funghi ripieni di feta e quinoa 92

Falafel ai cinque ingredienti con salsa allo yogurt e aglio 94

Gamberetti al limone con olio d'oliva all'aglio 96

Fagioli verdi croccanti con salsa al limone e yogurt 98

Chips Di Pita Di Sale Marino Fatti In Casa 100

Salsa Spanakopita Al Forno 101

Salsa Di Cipolla Perla Arrostita 103

Tapenade di peperoni rossi 105

Bucce di patate greche con olive e feta 107

Pita di carciofi e olive 109

Involtini di Feta e Zucchine 111

Tagine marocchino con verdure

Tempo di preparazione: 20 minuti
Tempo di cottura : 40 minuti
Porzioni: 2
Livello di difficoltà: medio

Ingredienti:

- 2 cucchiai di olio d'oliva
- ½ cipolla tagliata a dadini
- 1 spicchio d'aglio, tritato
- 2 tazze di cimette di cavolfiore
- 1 carota media, tagliata a pezzi da 1 pollice
- 1 tazza di melanzane a dadini
- 1 lattina di pomodori interi con succhi
- 1 lattina di ceci (15 once / 425 g)
- 2 patate rosse piccole
- 1 tazza d'acqua
- 1 cucchiaino di sciroppo d'acero puro
- ½ cucchiaino di cannella
- ½ cucchiaino di curcuma
- 1 cucchiaino di cumino
- ½ cucchiaino di sale
- 1-2 cucchiaini di pasta di harissa

Indicazioni:

In un forno olandese, scalda l'olio d'oliva a fuoco medio-alto. Soffriggi la cipolla per 5 minuti, mescolando di tanto in tanto, o finché la cipolla non diventa trasparente.

Incorporare l'aglio, le cimette di cavolfiore, la carota, le melanzane, i pomodori e le patate. Schiaccia i pomodori usando un cucchiaio di legno in pezzi più piccoli.

Aggiungere i ceci, l'acqua, lo sciroppo d'acero, la cannella, la curcuma, il cumino e il sale e mescolare per incorporare. Lascialo bollire

Una volta fatto, riduci la fiamma a un livello medio-basso. Incorporare la pasta di harissa, coprire, lasciare cuocere a fuoco lento per circa 40 minuti o finché le verdure non si saranno ammorbidite. Assaggia e aggiusta il condimento secondo necessità. Lascia riposare prima di servire.

Nutrizione (per 100 g): 293 calorie 9,9 g di grassi 12,1 g di carboidrati 11,2 g di proteine 811 mg di sodio

Pasticcio alla mediterranea con lattuga, ceci e sedano

Tempo di preparazione: 10 minuti
Tempo di cottura : 0 minuti
Porzioni: 4
Livello di difficoltà: facile

Ingredienti:

- 1 lattina di ceci a basso contenuto di sodio (15 once / 425 g)
- 1 gambo di sedano, tagliato a fettine sottili
- 2 cucchiai di cipolla rossa tritata finemente
- 2 cucchiai di tahini non salati
- 3 cucchiai di senape al miele
- 1 cucchiaio di capperi, non scolati
- 12 foglie di lattuga al burro

Indicazioni:

In una ciotola, frullare i ceci con uno schiacciapatate o con il dorso di una forchetta fino a ottenere un composto omogeneo.
Aggiungere il sedano, la cipolla rossa, il tahini, la senape al miele e i capperi nella ciotola e mescolare finché non sono ben incorporati.

Per ogni porzione adagiare su un piatto tre foglie di lattuga sovrapposte e guarnire con ¼ del ripieno di purea di ceci, quindi arrotolare. Ripeti con le restanti foglie di lattuga e il composto di ceci.

Nutrizione (per 100 g): 182 Calorie 7,1 g Grassi 3 g Carboidrati 10,3 g Proteine 743 mg Sodio

Spiedini Di Verdure Alla Griglia

Tempo di preparazione: 15 minuti

Tempo di cottura : 10 minuti

Porzioni: 4

Livello di difficoltà: facile

Ingredienti:

- 4 cipolle rosse medie, sbucciate e affettate in 6 spicchi
- 4 zucchine medie, tagliate a fette spesse 1 pollice
- 2 pomodori bistecca, tagliati in quarti
- 4 peperoni rossi
- 2 peperoni arancioni
- 2 peperoni gialli
- 2 cucchiai più 1 cucchiaino di olio d'oliva

Indicazioni:

Preriscalda la griglia a fuoco medio-alto. Infilzare le verdure alternando cipolla rossa, zucchine, pomodori e peperoni di colore diverso. Ungerli con 2 cucchiai d'olio d'oliva.

Ungere le grate della griglia con 1 cucchiaino di olio d'oliva e grigliare gli spiedini di verdure per 5 minuti. Gira gli spiedini e griglia per altri 5 minuti o finché non sono cotti a tuo piacimento. Lascia raffreddare gli spiedini per 5 minuti prima di servire.

Nutrizione (per 100 g): 115 calorie 3 g di grassi 4,7 g di carboidrati 3,5 g di proteine 647 mg di sodio

Funghi Portobello Ripieni Con Pomodori

Tempo di preparazione: 10 minuti

Tempo di cottura : 15 minuti

Porzioni: 4

Livello di difficoltà: medio

Ingredienti:

- 4 cappucci grandi di funghi portobello
- 3 cucchiai di olio extravergine d'oliva
- Sale e pepe nero, quanto basta
- 4 pomodori secchi
- 1 tazza di mozzarella grattugiata, divisa
- Da ½ a ¾ tazza di salsa di pomodoro a basso contenuto di sodio

Indicazioni:

Preriscalda la griglia alla massima potenza. Adagiare le cappelle dei funghi su una teglia e irrorare con olio d'oliva. Cospargere con sale e pepe. Cuocere alla griglia per 1o minuti, girando a metà i cappucci dei funghi, fino a doratura in cima.

Togliere dalla griglia. Versare 1 pomodoro, 2 cucchiai di formaggio e 2 o 3 cucchiai di salsa su ogni cappello a fungo. Rimetti i cappucci dei funghi nella griglia e continua a cuocere per 2 o 3 minuti. Lasciar raffreddare per 5 minuti prima di servire.

Nutrizione (per 100 g): 217 calorie 15,8 g di grassi 9 g di carboidrati 11,2 g di proteine 793 mg di sodio

Verdure di tarassaco appassite con cipolla dolce

Tempo di preparazione: 15 minuti
Tempo di cottura : 15 minuti
Porzioni: 4
Livello di difficoltà: facile

Ingredienti:

- 1 cucchiaio di olio extravergine d'oliva
- 2 spicchi d'aglio, tritati
- 1 cipolla Vidalia, affettata sottilmente
- ½ tazza di brodo vegetale a basso contenuto di sodio
- 2 mazzi di tarassaco, tritati grossolanamente
- Pepe nero macinato fresco, quanto basta

Indicazioni:

Riscaldare l'olio d'oliva in una padella larga a fuoco basso. Aggiungere l'aglio e la cipolla e cuocere per 2 o 3 minuti, mescolando di tanto in tanto o finché la cipolla non diventa traslucida.

Incorporare il brodo vegetale e le verdure di tarassaco e cuocere per 5-7 minuti finché non appassiscono, mescolando frequentemente. Spolverare con il pepe nero e servire su un piatto caldo.

Nutrizione (per 100 g): 81 calorie 3,9 g di grassi 4 g di carboidrati 3,2 g di proteine 693 mg di sodio

Verdi di sedano e senape

Tempo di preparazione: 10 minuti
Tempo di cottura : 15 minuti
Porzioni: 4
Livello di difficoltà: medio

Ingredienti:

- ½ tazza di brodo vegetale a basso contenuto di sodio
- 1 gambo di sedano, tritato grossolanamente
- ½ cipolla dolce, tritata
- ½ peperone rosso grande, tagliato a fettine sottili
- 2 spicchi d'aglio, tritati
- 1 mazzetto di senape, tritata grossolanamente

Indicazioni:

Versare il brodo vegetale in una grande padella di ghisa e portarlo a ebollizione a fuoco medio. Incorporare il sedano, la cipolla, il peperone e l'aglio. Cuocere senza coperchio per circa 3-5 minuti.

Aggiungere la senape nella padella e mescolare bene. Abbassare la fiamma e cuocere fino a quando il liquido sarà evaporato e le verdure saranno appassite. Togliere dal fuoco e servire caldo.

Nutrizione (per 100 g): 39 calorie 3,1 g di proteine 6,8 g di carboidrati 3 g di proteine 736 mg di sodio

Scramble di verdure e tofu

Tempo di preparazione: 5 minuti

Tempo di cottura : 10 minuti

Porzioni: 2

Livello di difficoltà: facile

Ingredienti:

- 2 cucchiai di olio extravergine d'oliva
- ½ cipolla rossa, tritata finemente
- 1 tazza di cavolo tritato
- 8 once (227 g) di funghi, affettati
- 8 once (227 g) di tofu, tagliato a pezzi
- 2 spicchi d'aglio, tritati
- Pizzica i fiocchi di peperone rosso
- ½ cucchiaino di sale marino
- 1/8 cucchiaino di pepe nero appena macinato

Indicazioni:

Cuocere l'olio d'oliva in una padella antiaderente media a fuoco medio-alto fino a quando non diventa brillante. Aggiungi la cipolla, il cavolo nero e i funghi nella padella. Cuocere e mescolare in modo irregolare, o fino a quando le verdure iniziano a dorarsi.

Aggiungere il tofu e saltare in padella per 3-4 minuti fino a quando non si sarà ammorbidito. Incorporare l'aglio, i fiocchi di peperoncino, il sale e il pepe nero e cuocere per 30 secondi. Lascia riposare prima di servire.

Nutrizione (per 100 g): 233 calorie 15,9 g di grassi 2 g di carboidrati 13,4 g di proteine 733 mg di sodio

Zoodles semplici

Tempo di preparazione: 10 minuti
Tempo di cottura : Cinque minuti
Porzioni: 2
Livello di difficoltà: facile

Ingredienti:

- 2 cucchiai di olio di avocado
- 2 zucchine medie, a spirale
- ¼ di cucchiaino di sale
- Pepe nero macinato fresco, quanto basta

Indicazioni:

Riscalda l'olio di avocado in una padella larga a fuoco medio finché non brilla. Aggiungere le tagliatelle di zucchine, il sale e il pepe nero nella padella e mescolare per ricoprire. Cuocere e mescolare continuamente, finché sono teneri. Servire caldo.

Nutrizione (per 100 g): 128 calorie 14 g di grassi 0,3 g di carboidrati 0,3 g di proteine 811 mg di sodio

Involtini di cavolo cappuccio di lenticchie e pomodori

Tempo di preparazione: 15 minuti
Tempo di cottura : 0 minuti
Porzioni: 4
Livello di difficoltà: facile

Ingredienti:

- 2 tazze di lenticchie cotte
- 5 pomodori Roma, a dadini
- ½ tazza di formaggio feta sbriciolato
- 10 grandi foglie di basilico fresco, tagliate a fettine sottili
- ¼ di tazza di olio extravergine di oliva
- 1 cucchiaio di aceto balsamico
- 2 spicchi d'aglio, tritati
- ½ cucchiaino di miele grezzo
- ½ cucchiaino di sale
- ¼ di cucchiaino di pepe nero appena macinato
- 4 grandi foglie di cavolo, senza i gambi

Indicazioni:

Unisci le lenticchie, i pomodori, il formaggio, le foglie di basilico, l'olio d'oliva, l'aceto, l'aglio, il miele, il sale e il pepe nero e mescola bene.

Appoggia le foglie di cavolo su una superficie di lavoro piana. Versare una quantità uguale di miscela di lenticchie sui bordi delle foglie. Arrotolarli e tagliarli a metà per servire.

Nutrizione (per 100 g): 318 calorie 17,6 g di grassi 27,5 g di carboidrati 13,2 g di proteine 800 mg di sodio

Ciotola Vegetariana Mediterranea

Tempo di preparazione: 10 minuti

Tempo di cottura : 20 minuti

Porzioni: 4

Livello di difficoltà: medio

Ingredienti:

- 2 tazze d'acqua
- 1 tazza di bulgur # 3 o quinoa, sciacquata
- 1 cucchiaino e mezzo di sale, diviso
- 1 pinta (2 tazze) di pomodorini, tagliati a metà
- 1 peperone grande, tritato
- 1 cetriolo grande, tritato
- 1 tazza di olive Kalamata
- ½ tazza di succo di limone appena spremuto
- 1 tazza di olio extravergine d'oliva
- ½ cucchiaino di pepe nero appena macinato

Indicazioni:

Fai bollire l'acqua in una pentola media a fuoco medio. Aggiungere il bulgur (o la quinoa) e 1 cucchiaino di sale. Copri e cuoci per 15-20 minuti.

Per disporre le verdure nelle tue 4 ciotole, dividi visivamente ciascuna ciotola in 5 sezioni. Metti il bulgur cotto in una sezione. Seguire con i pomodori, il peperone, i cetrioli e le olive.

Sbatti insieme il succo di limone, l'olio d'oliva, il restante ½ cucchiaino di sale e il pepe nero.

Distribuire uniformemente il condimento sulle 4 ciotole. Servire immediatamente o coprire e conservare in frigorifero per dopo.

Nutrizione (per 100 g): 772 calorie 9 g di grassi 6 g di proteine 41 g di carboidrati 944 mg di sodio

Verdure grigliate e involtino di hummus

Tempo di preparazione: 15 minuti
Tempo di cottura : 10 minuti
Porzioni: 6
Livello di difficoltà: medio

Ingredienti:

- 1 melanzana grande
- 1 cipolla grande
- ½ tazza di olio extravergine d'oliva
- 1 cucchiaino di sale
- 6 involtini di lavash o pane pita grande
- 1 tazza di hummus tradizionale cremoso

Indicazioni:

Preriscalda una griglia, una padella grande o una padella grande leggermente unta a fuoco medio. Tagliate a rondelle le melanzane e la cipolla. Ungere le verdure con olio d'oliva e cospargere di sale.

Cuocere le verdure su entrambi i lati, circa 3-4 minuti per lato. Per fare l'involucro, stendi il lavash o la pita piatta. Adagiare circa 2 cucchiai di hummus sulla pellicola.

Dividi uniformemente le verdure tra gli involtini, disponendole a strati lungo un lato della pellicola. Piega delicatamente il lato della pellicola con le verdure, rimboccandole e facendo una pellicola stretta.

Appoggia la cucitura della fascia con il lato rivolto verso il basso e taglia a metà o terzi.

Puoi anche avvolgere ogni panino con della pellicola trasparente per mantenerlo in forma e mangiarlo più tardi.

Nutrizione (per 100 g): 362 calorie 10 g di grassi 28 g di carboidrati 15 g di proteine 736 mg di sodio

Fagiolini Spagnoli

Tempo di preparazione: 10 minuti
Tempo di cottura : 20 minuti
Porzioni: 4
Livello di difficoltà: facile

Ingredienti:

- ¼ di tazza di olio extravergine di oliva
- 1 cipolla grande, tritata
- 4 spicchi d'aglio, tritati finemente
- Fagiolini da 1 libbra, freschi o congelati, tagliati
- 1 cucchiaino e mezzo di sale, diviso
- 1 (15 once) può pomodori a dadini
- ½ cucchiaino di pepe nero appena macinato

Indicazioni:

Riscaldare l'olio d'oliva, la cipolla e l'aglio; cuocere per 1 minuto. Taglia i fagiolini a pezzi da 2 pollici. Aggiungere i fagiolini e 1 cucchiaino di sale nella pentola e mescolare il tutto; cuocere per 3 minuti. Aggiungere i pomodori a cubetti, il restante ½ cucchiaino di sale e il pepe nero nella pentola; continuare a cuocere per altri 12 minuti, mescolando di tanto in tanto. Servire caldo.

Nutrizione (per 100 g): 200 calorie 12 g di grassi 18 g di carboidrati 4 g di proteine 639 mg di sodio

Cavolfiore e carote rustici

Tempo di preparazione: 10 minuti

Tempo di cottura : 10 minuti

Porzioni: 4

Livello di difficoltà: facile

Ingredienti:

- 3 cucchiai di olio extravergine d'oliva
- 1 cipolla grande, tritata
- 1 cucchiaio di aglio, tritato
- 2 tazze di carote, tagliate a dadini
- 4 tazze di cavolfiore a pezzi, lavate
- 1 cucchiaino di sale
- ½ cucchiaino di cumino macinato

Indicazioni:

Cuoci l'olio d'oliva, la cipolla, l'aglio e le carote per 3 minuti. Taglia il cavolfiore in pezzi da 1 pollice o di dimensioni ridotte. Aggiungere il cavolfiore, il sale e il cumino nella padella e mescolare per combinare con le carote e le cipolle.

Coprite e cuocete per 3 minuti. Aggiungere le verdure e continuare la cottura per altri 3 o 4 minuti. Servire caldo.

Nutrizione (per 100 g): 159 calorie 17 g di grassi 15 g di carboidrati 3 g di proteine 569 mg di sodio

Cavolfiore Arrosto e Pomodori

Tempo di preparazione: 5 minuti

Tempo di cottura : 25 minuti

Porzioni: 4

Livello di difficoltà: medio

Ingredienti:

- 4 tazze di cavolfiore, tagliate a pezzi da 1 pollice
- 6 cucchiai di olio extravergine di oliva, divisi
- 1 cucchiaino di sale, diviso
- 4 tazze di pomodorini
- ½ cucchiaino di pepe nero appena macinato
- ½ tazza di parmigiano grattugiato

Indicazioni:

Preriscalda il forno a 425 ° F. Aggiungere il cavolfiore, 3 cucchiai di olio d'oliva e ½ cucchiaino di sale in una grande ciotola e mescolare per ricoprire in modo uniforme. Adagiare su una teglia in uno strato uniforme.

In un'altra ciotola grande, aggiungere i pomodori, i restanti 3 cucchiai di olio d'oliva e ½ cucchiaino di sale e mescolare per ricoprire in modo uniforme. Versare su una teglia diversa. Metti la sfoglia di cavolfiore e la sfoglia di pomodori in forno ad arrostire per 17-20 minuti finché il cavolfiore non sarà leggermente dorato ei pomodori saranno carnosi.

Usando una spatola, versare il cavolfiore in un piatto da portata e guarnire con pomodori, pepe nero e parmigiano. Servire caldo.

Nutrizione (per 100 g): 294 calorie 14 g di grassi 13 g di carboidrati 9 g di proteine 493 mg di sodio

Zucca Arrosto

Tempo di preparazione: 10 minuti
Tempo di cottura : 35 minuti
Porzioni: 6
Livello di difficoltà: medio

Ingredienti:

- 2 zucche ghiande, da medie a grandi
- 2 cucchiai di olio extravergine d'oliva
- 1 cucchiaino di sale, più una quantità per condire
- 5 cucchiai di burro non salato
- ¼ di tazza di foglie di salvia tritate
- 2 cucchiai di foglie di timo fresco
- ½ cucchiaino di pepe nero appena macinato

Indicazioni:

Preriscalda il forno a 400 ° F. Taglia la zucca a metà nel senso della lunghezza. Raschiare i semi e tagliarli orizzontalmente a fette spesse mezzo pollice. In una grande ciotola, condisci la zucca con l'olio d'oliva, cospargi di sale e mescola insieme per ricoprire.

Appoggia la zucca di ghianda su una teglia da forno. Sistemare nella teglia in forno e cuocere la zucca per 20 minuti. Capovolgere la zucca con una spatola e infornare per altri 15 minuti.

Ammorbidire il burro in una casseruola media a fuoco medio. Aggiungere la salvia e il timo al burro fuso e lasciar cuocere per 30 secondi. Trasferisci le fette di zucca cotte su un piatto. Versare la miscela di burro / erbe sulla zucca. Condite con sale e pepe nero. Servire caldo.

Nutrizione (per 100 g): 188 calorie 13 g di grassi 16 g di carboidrati 1 g di proteine 836 mg di sodio

Spinaci all'aglio saltati

Tempo di preparazione: 5 minuti
Tempo di cottura : 10 minuti
Porzioni: 4
Livello di difficoltà: facile

Ingredienti:

- ¼ di tazza di olio extravergine di oliva
- 1 cipolla grande, affettata sottilmente
- 3 spicchi d'aglio, tritati
- 6 sacchetti (1 libbra) di spinaci baby, lavati
- ½ cucchiaino di sale
- 1 limone, tagliato a spicchi

Indicazioni:

Cuocere l'olio d'oliva, la cipolla e l'aglio in un'ampia padella per 2 minuti a fuoco medio. Aggiungere un sacchetto di spinaci e ½ cucchiaino di sale. Copri la padella e lascia appassire gli spinaci per 30 secondi. Ripetere (omettendo il sale), aggiungendo 1 busta di spinaci alla volta.

Quando tutti gli spinaci sono stati aggiunti, togliere il coperchio e cuocere per 3 minuti, lasciando evaporare parte dell'umidità. Servire caldo con la scorza di limone sopra.

Nutrizione (per 100 g): 301 calorie 12 g di grassi 29 g di carboidrati 17 g di proteine 639 mg di sodio

Zucchine saltate all'aglio con menta

Tempo di preparazione: 5 minuti

Tempo di cottura : 10 minuti

Porzioni: 4

Livello di difficoltà: facile

Ingredienti:

- 3 zucchine verdi grandi
- 3 cucchiai di olio extravergine d'oliva
- 1 cipolla grande, tritata
- 3 spicchi d'aglio, tritati
- 1 cucchiaino di sale
- 1 cucchiaino di menta secca

Indicazioni:

Taglia le zucchine a cubetti da ½ pollice. Cuocere l'olio d'oliva, le cipolle e l'aglio per 3 minuti, mescolando continuamente.

Aggiungere le zucchine e il sale nella padella e mescolare per unire con le cipolle e l'aglio, cuocendo per 5 minuti. Aggiungi la menta nella padella, mescolando per amalgamare. Cuocere per altri 2 minuti. Servire caldo.

Nutrizione (per 100 g): 147 calorie 16 g di grassi 12 g di carboidrati 4 g di proteine 723 mg di sodio

Okra in umido

Tempo di preparazione: 55 minuti
Tempo di cottura : 25 minuti
Porzioni: 4
Livello di difficoltà: facile

Ingredienti:

- ¼ di tazza di olio extravergine di oliva
- 1 cipolla grande, tritata
- 4 spicchi d'aglio, tritati finemente
- 1 cucchiaino di sale
- 1 libbra di gombo fresco o congelato, pulito
- 1 (15 once) può semplice salsa di pomodoro
- 2 tazze d'acqua
- ½ tazza di coriandolo fresco, tritato finemente
- ½ cucchiaino di pepe nero appena macinato

Indicazioni:

Mescolare e cuocere l'olio d'oliva, la cipolla, l'aglio e il sale per 1 minuto. Incorporare l'okra e cuocere per 3 minuti.

Aggiungere la salsa di pomodoro, l'acqua, il coriandolo e il pepe nero; mescolate, coprite e lasciate cuocere per 15 minuti, mescolando di tanto in tanto. Servire caldo.

Nutrizione (per 100 g): 201 calorie 6 g di grassi 18 g di carboidrati 4 g di proteine 693 mg di sodio

Peperoni Ripieni Di Verdure Dolci

Tempo di preparazione: 20 minuti

Tempo di cottura : 30 minuti

Porzioni: 6

Livello di difficoltà: medio

Ingredienti:

- 6 peperoni grandi, diversi colori
- 3 cucchiai di olio extravergine d'oliva
- 1 cipolla grande, tritata
- 3 spicchi d'aglio, tritati
- 1 carota, tritata
- 1 (16 once) può ceci, sciacquati e scolati
- 3 tazze di riso cotto
- 1 cucchiaino e mezzo di sale
- ½ cucchiaino di pepe nero appena macinato

Indicazioni:

Preriscalda il forno a 350 ° F. Assicurati di scegliere peperoni che possano stare in piedi. Tagliare il tappo del peperone e rimuovere i semi, riservando il tappo per dopo. Metti i peperoni in una pirofila.

Riscaldare l'olio d'oliva, la cipolla, l'aglio e le carote per 3 minuti. Incorporare i ceci. Cuocere per altri 3 minuti. Tirare fuori dalla padella dal fuoco e versare gli ingredienti cotti in una ciotola capiente. Aggiungere il riso, il sale e il pepe; mescolare per combinare.

Riempi ogni peperone fino in cima e poi rimetti i tappi di pepe. Ripiegare la teglia con un foglio di alluminio e infornare per 25 minuti. Estrarre la pellicola e infornare per altri 5 minuti. Servire caldo.

Nutrizione (per 100 g): 301 calorie 15 g di grassi 50 g di carboidrati 8 g di proteine 803 mg di sodio

Moussaka Melanzane

Tempo di preparazione: 55 minuti
Tempo di cottura : 40 minuti
Porzioni: 6
Livello di difficoltà: difficile

Ingredienti:

- 2 melanzane grandi
- 2 cucchiaini di sale, divisi
- olio d'oliva spray
- ¼ di tazza di olio extravergine di oliva
- 2 cipolle grandi, affettate
- 10 spicchi d'aglio, affettati
- 2 (15 once) lattine di pomodori a cubetti
- 1 (16 once) può ceci, sciacquati e scolati
- 1 cucchiaino di origano essiccato
- ½ cucchiaino di pepe nero appena macinato

Indicazioni:

Affetta le melanzane orizzontalmente in dischi rotondi spessi ¼ di pollice. Cospargere le fette di melanzane con 1 cucchiaino di sale e metterle in uno scolapasta per 30 minuti.

Preriscalda il forno a 450 ° F. Asciugare le fette di melanzana con un tovagliolo di carta e spruzzare su ciascun lato con uno spray all'olio d'oliva o spennellare leggermente ogni lato con olio d'oliva.

Montare le melanzane in un unico strato su una teglia. Mettere in forno e cuocere per 10 minuti. Quindi, con una spatola, capovolgere le fette e infornare per altri 10 minuti.

Soffriggere l'olio d'oliva, le cipolle, l'aglio e il restante 1 cucchiaino di sale. Cuocere 5 minuti mescolando di rado. Aggiungere i pomodori, i ceci, l'origano e il pepe nero. Cuocere a fuoco lento per 12 minuti, mescolando in modo irregolare.

Utilizzando una casseruola profonda, inizia a stratificare, iniziando con le melanzane, poi la salsa. Ripeti fino a quando tutti gli ingredienti sono stati utilizzati. Cuocere in forno per 20 minuti. Sfornate e servite tiepide.

Nutrizione (per 100 g): 262 calorie 11 g di grassi 35 g di carboidrati 8 g di proteine 723 mg di sodio

Foglie di vite ripiene di verdure

Tempo di preparazione: 50 minuti
Tempo di cottura : 45 minuti
Porzioni: 8
Livello di difficoltà: medio

Ingredienti:

- 2 tazze di riso bianco, sciacquato
- 2 pomodori grandi, tagliati a dadini
- 1 cipolla grande, tritata finemente
- 1 cipolla verde, tritata finemente
- 1 tazza di prezzemolo italiano fresco, tritato finemente
- 3 spicchi d'aglio, tritati
- 2 cucchiaini e mezzo di sale
- ½ cucchiaino di pepe nero appena macinato
- 1 vasetto di foglie di vite
- 1 tazza di succo di limone
- ½ tazza di olio extravergine d'oliva
- 4-6 tazze d'acqua

Indicazioni:

Unisci riso, pomodori, cipolla, cipolla verde, prezzemolo, aglio, sale e pepe nero. Scolare e sciacquare le foglie di vite. Preparate una pentola capiente ponendo sul fondo uno strato di foglie di vite. Appoggia ogni foglia e taglia gli steli.

Metti 2 cucchiai della miscela di riso alla base di ogni foglia. Piega i lati, quindi arrotolalo il più stretto possibile. Metti le foglie di vite arrotolate nella pentola, allineando ogni foglia di vite arrotolata. Continua a sovrapporre le foglie di vite arrotolate.

Versare delicatamente il succo di limone e l'olio d'oliva sulle foglie di vite e aggiungere abbastanza acqua solo per coprire le foglie di vite di 1 pollice. Appoggia un piatto pesante più piccolo dell'apertura della pentola capovolto sopra le foglie di vite. Copri la pentola e cuoci le foglie a fuoco medio-basso per 45 minuti. Lasciate riposare per 20 minuti prima di servire. Servire caldo o freddo.

Nutrizione (per 100 g): 532 calorie 15 g di grassi 80 g di carboidrati 12 g di proteine 904 mg di sodio

Involtini Di Melanzane Alla Griglia

Tempo di preparazione: 30 minuti
Tempo di cottura : 10 minuti
Porzioni: 6
Livello di difficoltà: medio

Ingredienti:

- 2 melanzane grandi
- 1 cucchiaino di sale
- 4 once di formaggio di capra
- 1 tazza di ricotta
- ¼ di tazza di basilico fresco, tritato finemente
- ½ cucchiaino di pepe nero appena macinato
- olio d'oliva spray

Indicazioni:

Tagliare le cime delle melanzane e tagliare le melanzane nel senso della lunghezza a fette spesse ¼ di pollice. Cospargere le fette con il sale e mettere le melanzane in uno scolapasta per 15-20 minuti.

Flagello di formaggio di capra, ricotta, basilico e pepe. Preriscalda una griglia, una bistecchiera o una padella leggermente unta a fuoco medio. Asciugare le fette di melanzane e spruzzarle leggermente con olio d'oliva. Metti le melanzane sulla griglia, sulla padella o sulla padella e cuoci per 3 minuti su ciascun lato.

Togliete le melanzane dal fuoco e lasciate raffreddare per 5 minuti. Per arrotolare, adagiare una fetta di melanzana piatta, posizionare un cucchiaio della miscela di formaggio alla base della fetta e arrotolare. Servire immediatamente o raffreddare fino al momento di servire.

Nutrizione (per 100 g): 255 calorie 7 g di grassi 19 g di carboidrati 15 g di proteine 793 mg di sodio

Frittelle Di Zucchine Croccanti

Tempo di preparazione: 15 minuti

Tempo di cottura : 20 minuti

Porzioni: 6

Livello di difficoltà: facile

Ingredienti:

- 2 zucchine verdi grandi
- 2 cucchiai di prezzemolo italiano, tritato finemente
- 3 spicchi d'aglio, tritati
- 1 cucchiaino di sale
- 1 tazza di farina
- 1 uovo grande, sbattuto
- ½ tazza di acqua
- 1 cucchiaino di lievito in polvere
- 3 tazze di olio vegetale o di avocado

Indicazioni:

Grattugiate le zucchine in una ciotola capiente. Aggiungere il prezzemolo, l'aglio, il sale, la farina, l'uovo, l'acqua e il lievito nella ciotola e mescolare per unire. In una pentola capiente o in una friggitrice a fuoco medio, scalda l'olio a 365 ° F.

Versare la pastella per frittelle nell'olio caldo a cucchiaiate. Gira le frittelle usando una schiumarola e friggi finché non saranno dorate, circa 2-3 minuti. Filtrare le frittelle dall'olio e disporle su un piatto rivestito di carta assorbente. Servire caldo con Creamy Tzatziki o Creamy Traditional Hummus come salsa.

Nutrizione (per 100 g): 446 calorie 2 g di grassi 19 g di carboidrati 5 g di proteine 812 mg di sodio

Torta di spinaci al formaggio

Tempo di preparazione: 20 minuti
Tempo di cottura : 40 minuti
Porzioni: 8
Livello di difficoltà: difficile

Ingredienti:

- 2 cucchiai di olio extravergine d'oliva
- 1 cipolla grande, tritata
- 2 spicchi d'aglio, tritati
- 3 sacchetti (1 libbra) di spinaci baby, lavati
- 1 tazza di feta
- 1 uovo grande, sbattuto
- Fogli di pasta sfoglia

Indicazioni:

Preriscalda il forno a 375 ° F. Riscaldare l'olio d'oliva, la cipolla e l'aglio per 3 minuti. Aggiungi gli spinaci alla padella un sacchetto alla volta, lasciandoli appassire tra un sacchetto e l'altro. Lancia usando le pinze. Cuocere per 4 minuti. Una volta che gli spinaci sono cotti, togli il liquido in eccesso dalla padella.

In una grande ciotola, mescola il formaggio feta, l'uovo e gli spinaci cotti. Adagiare la pasta sfoglia su un piano di lavoro. Taglia la pasta in quadrati da 3 pollici. Mettere un cucchiaio del composto di spinaci al centro di un quadrato di pasta sfoglia. Piega su un angolo del quadrato fino all'angolo diagonale, formando un triangolo. Crimpare i bordi della torta premendo con i rebbi di una forchetta per sigillarli insieme. Ripeti fino a riempire tutti i quadrati.

Posizionare le torte su una teglia rivestita di carta da forno e infornare per 25-30 minuti o fino a doratura. Servire caldo oa temperatura ambiente.

Nutrizione (per 100 g): 503 calorie 6 g di grassi 38 g di carboidrati 16 g di proteine 836 mg di sodio

Bocconcini di pane integrale al cetriolo

Tempo di preparazione: 5 minuti

Tempo di cottura : 0 minuti

Porzioni: 12

Livello di difficoltà: facile

Ingredienti:

- 1 cetriolo, affettato
- 8 fette di pane integrale
- 2 cucchiai di crema di formaggio, morbida
- 1 cucchiaio di erba cipollina tritata
- ¼ di tazza di avocado, sbucciato, snocciolato e schiacciato
- 1 cucchiaino di senape
- Sale e pepe nero qb

Indicazioni:

Distribuire la purea di avocado su ogni fetta di pane, spalmare anche il resto degli ingredienti tranne le fette di cetriolo.

Dividete le fette di cetriolo sulle fette di pane, tagliate in terzi ciascuna fetta, disponetele su un piatto da portata e servite come antipasto.

Nutrizione (per 100 g): 187 calorie 12,4 g di grassi 4,5 g di carboidrati 8,2 g di proteine 736 mg di sodio

Salsa allo yogurt

Tempo di preparazione: 10 minuti
Tempo di cottura : 0 minuti
Porzioni: 6
Livello di difficoltà: facile

Ingredienti:

- 2 tazze di yogurt greco
- 2 cucchiai di pistacchi, tostati e tritati
- Un pizzico di sale e pepe bianco
- 2 cucchiai di menta, tritata
- 1 cucchiaio di olive kalamata, snocciolate e tritate
- ¼ di tazza di spezie zaatar
- ¼ di tazza di semi di melograno
- 1/3 di tazza di olio d'oliva

Indicazioni:

Mescolare lo yogurt con i pistacchi e il resto degli ingredienti, frullare bene, dividere in coppette e servire con pita chips a parte.

Nutrizione (per 100 g): 294 calorie 18 g di grassi 2 g di carboidrati 10 g di proteine 593 mg di sodio

Bruschetta al pomodoro

Tempo di preparazione: 10 minuti

Tempo di cottura : 10 minuti

Porzioni: 6

Livello di difficoltà: facile

Ingredienti:

- 1 baguette, affettata
- 1/3 di tazza di basilico, tritato
- 6 pomodori a cubetti
- 2 spicchi d'aglio, tritati
- Un pizzico di sale e pepe nero
- 1 cucchiaino di olio d'oliva
- 1 cucchiaio di aceto balsamico
- ½ cucchiaino di aglio in polvere
- Spray da cucina

Indicazioni:

Adagiare le fette di baguette su una teglia rivestita di carta forno, ungere con uno spray da cucina. Infornate per 10 minuti a 400 gradi.

Unire i pomodorini al basilico e gli altri ingredienti, mescolare bene e lasciare da parte per 10 minuti. Dividete il composto di pomodoro su ogni fetta di baguette, disponetele tutte su un piatto da portata e servite.

Nutrizione (per 100 g): 162 calorie 4 g di grassi 29 g di carboidrati 4 g di proteine 736 mg di sodio

Pomodori Ripieni Di Olive E Formaggio

Tempo di preparazione: 10 minuti

Tempo di cottura : 0 minuti

Porzioni: 24

Livello di difficoltà: facile

Ingredienti:

- 24 pomodorini ciliegini, tagliati in alto e con gli interni scavati
- 2 cucchiai di olio d'oliva
- ¼ di cucchiaino di fiocchi di peperone rosso
- ½ tazza di formaggio feta, sbriciolato
- 2 cucchiai di pasta di olive nere
- ¼ di tazza di menta, strappata

Indicazioni:

In una ciotola mescolate la pasta di olive con il resto degli ingredienti tranne i pomodorini e sbattete bene. Farcite i pomodorini con questo composto, disponeteli tutti su un piatto da portata e servite come antipasto.

Nutrizione (per 100 g): 136 calorie 8,6 g di grassi 5,6 g di carboidrati 5,1 g di proteine 648 mg di sodio

Tapenade al pepe

Tempo di preparazione: 10 minuti
Tempo di cottura : 0 minuti
Porzioni: 4
Livello di difficoltà: facile

Ingredienti:

- 7 once di peperoni rossi arrostiti, tritati
- ½ tazza di parmigiano grattugiato
- 1/3 di tazza di prezzemolo tritato
- 14 once di carciofi in scatola, scolati e tritati
- 3 cucchiai di olio d'oliva
- ¼ di tazza di capperi, scolati
- 1 cucchiaio e ½ di succo di limone
- 2 spicchi d'aglio, tritati

Indicazioni:

Nel tuo frullatore, unisci i peperoni rossi con il parmigiano e il resto degli ingredienti e frulla bene. Divideteli in coppette e servite come spuntino.

Nutrizione (per 100 g): 200 calorie 5,6 g di grassi 12,4 g di carboidrati 4,6 g di proteine 736 mg di sodio

Falafel al coriandolo

Tempo di preparazione: 10 minuti
Tempo di cottura : 10 minuti
Porzioni: 8
Livello di difficoltà: facile

Ingredienti:

- 1 tazza di ceci in scatola
- 1 mazzetto di foglie di prezzemolo
- 1 cipolla gialla, tritata
- 5 spicchi d'aglio, tritati
- 1 cucchiaino di coriandolo, macinato
- Un pizzico di sale e pepe nero
- ¼ di cucchiaino di pepe di Caienna
- ¼ di cucchiaino di bicarbonato di sodio
- ¼ di cucchiaino di cumino in polvere
- 1 cucchiaino di succo di limone
- 3 cucchiai di farina di tapioca
- Olio d'oliva per friggere

Indicazioni:

Nel tuo robot da cucina, unisci i fagioli con il prezzemolo, la cipolla e il resto degli ingredienti tranne l'olio e la farina e frulla bene. Trasferire il composto in una ciotola, aggiungere la farina, mescolare bene, formare 16 palline da questo composto e appiattirle un po '.

Preriscaldate la padella a fuoco medio-alto, unite i falafel, fateli cuocere per 5 minuti da ambo i lati, mettete della carta assorbente, scolate l'unto in eccesso, disponeteli su un piatto da portata e servite come antipasto.

Nutrizione (per 100 g): 122 calorie 6,2 g di grassi 12,3 g di carboidrati 3,1 g di proteine 699 mg di sodio

Hummus al pepe rosso

Tempo di preparazione: 10 minuti

Tempo di cottura : 0 minuti

Porzioni: 6

Livello di difficoltà: facile

Ingredienti:

- 6 once di peperoni rossi arrostiti, pelati e tritati
- 16 once di ceci in scatola, scolati e sciacquati
- ¼ di tazza di yogurt greco
- 3 cucchiai di pasta tahini
- Succo di 1 limone
- 3 spicchi d'aglio, tritati
- 1 cucchiaio di olio d'oliva
- Un pizzico di sale e pepe nero
- 1 cucchiaio di prezzemolo tritato

Indicazioni:

Nel tuo robot da cucina, unisci i peperoni rossi con il resto degli ingredienti tranne l'olio e il prezzemolo e frulla bene. Aggiungere l'olio, frullare ancora, dividere in coppette, cospargere di prezzemolo e servire come crema da festa.

Nutrizione (per 100 g): 255 calorie 11,4 g di grassi 17,4 g di carboidrati 6,5 g di proteine 593 mg di sodio

Salsa di fagioli bianchi

Tempo di preparazione: 10 minuti

Tempo di cottura : 0 minuti

Porzioni: 4

Livello di difficoltà: facile

Ingredienti:

- 15 once di fagioli bianchi in scatola, scolati e sciacquati
- 6 once di cuori di carciofi in scatola, scolati e tagliati in quarti
- 4 spicchi d'aglio, tritati
- 1 cucchiaio di basilico tritato
- 2 cucchiai di olio d'oliva
- Succo di ½ limone
- La scorza di ½ limone grattugiata
- Sale e pepe nero qb

Indicazioni:

Nel tuo robot da cucina, unisci i fagioli con i carciofi e il resto degli ingredienti tranne l'olio e frulla bene. Aggiungere gradualmente l'olio, frullare di nuovo il composto, dividerlo in tazze e servire come salsa per feste.

Nutrizione (per 100 g): 27 calorie 11,7 g di grassi 18,5 g di carboidrati 16,5 g di proteine 668 mg di sodio

Hummus con agnello macinato

Tempo di preparazione: 10 minuti

Tempo di cottura : 15 minuti

Porzioni: 8

Livello di difficoltà: facile

Ingredienti:

- 10 once di hummus
- 12 once di carne di agnello, macinata
- ½ tazza di semi di melograno
- ¼ di tazza di prezzemolo tritato
- 1 cucchiaio di olio d'oliva
- Chips di pita per servire

Indicazioni:

Preriscaldare la padella a fuoco medio-alto, cuocere la carne e rosolarla per 15 minuti mescolando spesso. Stendere l'hummus su un piatto da portata, spalmare la carne di agnello dappertutto, spalmare anche i semi di melograno e il prezzemolo e servire con pita chips come spuntino.

Nutrizione (per 100 g): 133 calorie 9,7 g di grassi 6,4 g di carboidrati 5,4 g di proteine 659 mg di sodio

Salsa Di Melanzane

Tempo di preparazione: 10 minuti
Tempo di cottura : 40 minuti
Porzioni: 4
Livello di difficoltà: facile

Ingredienti:

- 1 melanzana, infilzata con una forchetta
- 2 cucchiai di pasta tahini
- 2 cucchiai di succo di limone
- 2 spicchi d'aglio, tritati
- 1 cucchiaio di olio d'oliva
- Sale e pepe nero qb
- 1 cucchiaio di prezzemolo tritato

Indicazioni:

Mettere le melanzane in una teglia, infornare a 400 gradi per 40 minuti, raffreddare, sbucciare e trasferire nel robot da cucina. Frullare il resto degli ingredienti tranne il prezzemolo, frullare bene, dividere in ciotoline e servire come antipasto con il prezzemolo spolverato sopra.

Nutrizione (per 100 g): 121 calorie 4,3 g di grassi 1,4 g di carboidrati 4,3 g di proteine 639 mg di sodio

Frittelle vegetariane

Tempo di preparazione: 10 minuti
Tempo di cottura : 10 minuti
Porzioni: 8
Livello di difficoltà: facile

Ingredienti:

- 2 spicchi d'aglio, tritati
- 2 cipolle gialle, tritate
- 4 scalogni, tritati
- 2 carote, grattugiate
- 2 cucchiaini di cumino, macinato
- ½ cucchiaino di curcuma in polvere
- Sale e pepe nero qb
- ¼ di cucchiaino di coriandolo, macinato
- 2 cucchiai di prezzemolo tritato
- ¼ di cucchiaino di succo di limone
- ½ tazza di farina di mandorle
- 2 barbabietole, pelate e grattugiate
- 2 uova sbattute
- ¼ di tazza di farina di tapioca
- 3 cucchiai di olio d'oliva

Indicazioni:

In una ciotola, unire l'aglio con le cipolle, lo scalogno e il resto degli ingredienti tranne l'olio, mescolare bene e formare delle frittelle medie con questo composto.

Preriscaldare la padella a fuoco medio-alto, disporre le frittelle, cuocere per 5 minuti per lato, disporre su un piatto da portata e servire.

Nutrizione (per 100 g): 209 calorie 11,2 g di grassi 4,4 g di carboidrati 4,8 g di proteine 726 mg di sodio

Polpette Di Agnello Bulgur

Tempo di preparazione: 10 minuti
Tempo di cottura : 15 minuti
Porzioni: 6
Livello di difficoltà: facile

Ingredienti:

- 1 tazza e ½ di yogurt greco
- ½ cucchiaino di cumino, macinato
- 1 tazza di cetriolo, sminuzzato
- ½ cucchiaino di aglio tritato
- Un pizzico di sale e pepe nero
- 1 tazza di bulgur
- 2 tazze d'acqua
- 1 libbra di agnello, macinato
- ¼ di tazza di prezzemolo tritato
- ¼ di tazza di scalogno, tritato
- ½ cucchiaino di pimento, macinato
- ½ cucchiaino di cannella in polvere
- 1 cucchiaio di olio d'oliva

Indicazioni:

Mescolare il bulgur con l'acqua, coprire la ciotola, lasciare da parte per 10 minuti, scolare e trasferire in una ciotola. Aggiungere la carne, lo yogurt e il resto degli ingredienti tranne l'olio, mescolare bene e formare delle polpette medie con questo composto. Preriscaldate la padella a fuoco medio-alto, adagiate le polpette, fatele cuocere per 7 minuti per lato, disponetele tutte su un piatto da portata e servite come antipasto.

Nutrizione (per 100 g): 300 calorie 9,6 g di grassi 22,6 g di carboidrati 6,6 g di proteine 644 mg di sodio

Avocado ripieno

Tempo di preparazione: 10 minuti
Tempo di cottura : 0 minuti
Porzioni: 2
Livello di difficoltà: facile

Ingredienti:

- 1 avocado, tagliato a metà e snocciolato
- 10 once di tonno in scatola, sgocciolato
- 2 cucchiai di pomodori secchi, tritati
- 1 cucchiaio e ½ di pesto di basilico
- 2 cucchiai di olive nere, snocciolate e tritate
- Sale e pepe nero qb
- 2 cucchiaini di pinoli, tostati e tritati
- 1 cucchiaio di basilico tritato

Indicazioni:

Mescolare il tonno con i pomodori secchi e il resto degli ingredienti tranne l'avocado e mescolare. Farcite le metà dell'avocado con il mix di tonno e servite come antipasto.

Nutrizione (per 100 g): 233 calorie 9 g di grassi 11,4 g di carboidrati 5,6 g di proteine 735 mg di sodio

Prugne Avvolte

Tempo di preparazione: 5 minuti
Tempo di cottura : 0 minuti
Porzioni: 8
Livello di difficoltà: facile

Ingredienti:

- 2 once di prosciutto, tagliato in 16 pezzi
- 4 prugne, tagliate in quarti
- 1 cucchiaio di erba cipollina tritata
- Un pizzico di peperoncino a scaglie, schiacciato

Indicazioni:

Avvolgere ogni quarto di prugna in una fetta di prosciutto, disporli tutti su un piatto da portata, cospargere di erba cipollina e scaglie di pepe e servire.

Nutrizione (per 100 g): 30 calorie 1 g di grassi 4 g di carboidrati 2 g di proteine 439 mg di sodio

Feta Marinata e Carciofi

Tempo di preparazione : 10 minuti, più 4 ore di inattività
Tempo di cottura : 10 minuti
Porzioni: 2
Livello di difficoltà: facile

Ingredienti:

- 4 once di feta greca tradizionale, tagliata a cubetti da ½ pollice
- 4 once di cuori di carciofo scolati, tagliati in quattro nel senso della lunghezza
- 1/3 di tazza di olio extravergine di oliva
- Scorza e succo di 1 limone
- 2 cucchiai di rosmarino fresco tritato grossolanamente
- 2 cucchiai di prezzemolo fresco tritato grossolanamente
- ½ cucchiaino di pepe nero in grani

Indicazioni:

In una ciotola di vetro unire la feta e i cuori di carciofo. Aggiungere l'olio d'oliva, la scorza e il succo di limone, il rosmarino, il prezzemolo e il pepe in grani e mescolare delicatamente per ricoprire, facendo attenzione a non sbriciolare la feta.

Raffreddare per 4 ore o fino a 4 giorni. Togliere dal frigorifero 30 minuti prima di servire.

Nutrizione (per 100 g): 235 calorie 23 g di grassi 1 g di carboidrati 4 g di proteine 714 mg di sodio

Crocchette di tonno

Tempo di preparazione : 40 minuti, più ore per raffreddare durante la notte

Tempo di cottura : 25 minuti

Porzioni: 36

Livello di difficoltà: difficile

Ingredienti:

- 6 cucchiai di olio extravergine di oliva, più 1 o 2 tazze
- 5 cucchiai di farina di mandorle, più 1 tazza, divisi
- 1¼ tazze di panna
- 1 barattolo di tonno pinna gialla confezionato in olio d'oliva
- 1 cucchiaio di cipolla rossa tritata
- 2 cucchiaini di capperi tritati
- ½ cucchiaino di aneto essiccato
- ¼ di cucchiaino di pepe nero appena macinato
- 2 uova grandi
- 1 tazza di pangrattato panko (o una versione senza glutine)

Indicazioni:

In una padella capiente, scalda 6 cucchiai di olio d'oliva a fuoco medio-basso. Aggiungere 5 cucchiai di farina di mandorle e cuocere, mescolando continuamente, finché non si forma una pasta liscia e la farina diventa leggermente dorata, 2-3 minuti.

Seleziona il fuoco a medio-alto e aggiungi gradualmente la panna montata, mescolando costantemente fino a quando non sarà completamente liscia e addensata, per altri 4-5 minuti. Rimuovere e aggiungere il tonno, la cipolla rossa, i capperi, l'aneto e il pepe.

Trasferire il composto in una pirofila quadrata da 8 pollici ben ricoperta di olio d'oliva e mettere da parte a temperatura ambiente. Avvolgere e raffreddare per 4 ore o fino a una notte. Per formare le crocchette, disporre tre ciotole. In uno, sbatti insieme le uova. In un altro aggiungete la restante farina di mandorle. Nel terzo, aggiungi il panko. Foderare una teglia con carta da forno.

Versare circa un cucchiaio di pasta preparata a freddo nella miscela di farina e arrotolare per ricoprire. Scuotere via l'eccesso e, usando le mani, rotolare in un ovale.

Immergi la crocchetta nell'uovo sbattuto, quindi ricopri leggermente con il panko. Adagiare su una teglia foderata e ripetere con l'impasto rimanente.

In una piccola casseruola, scalda le restanti 1-2 tazze di olio d'oliva, a fuoco medio-alto.

Una volta scaldato l'olio, friggi le crocchette 3 o 4 alla volta, a seconda delle dimensioni della tua padella, rimuovendole con una schiumarola quando saranno ben dorate. Di tanto in tanto dovrai regolare la temperatura dell'olio per evitare che si bruci. Se le crocchette diventano marrone scuro molto rapidamente, abbassare la temperatura.

Nutrizione (per 100 g): 245 calorie 22 g di grassi 1 g di carboidrati 6 g di proteine 801 mg di sodio

Crudité di Salmone Affumicato

Tempo di preparazione: 10 minuti
Tempo di cottura : 15 minuti
Porzioni: 4
Livello di difficoltà: facile

Ingredienti:

- 6 once di salmone selvatico affumicato
- 2 cucchiai di Aioli all'aglio arrosto
- 1 cucchiaio di senape di Digione
- 1 cucchiaio di scalogno tritato, solo le parti verdi
- 2 cucchiaini di capperi tritati
- ½ cucchiaino di aneto essiccato
- 4 lance di indivia o cuori di romaine
- ½ cetriolo inglese, tagliato a rondelle spesse ¼ di pollice

Indicazioni:

Tagliate grossolanamente il salmone affumicato e trasferitelo in una piccola ciotola. Aggiungere la salsa aioli, il Dijon, lo scalogno, i capperi e l'aneto e mescolare bene. Top lance di indivia e giri di cetriolo con un cucchiaio di miscela di salmone affumicato e gustali freddi.

Nutrizione (per 100 g): 92 calorie 5 g di grassi 1 g di carboidrati 9 g di proteine 714 mg di sodio

Olive Marinate agli Agrumi

Tempo di preparazione: 4 ore
Tempo di cottura : 0 minuti
Porzioni: 2
Livello di difficoltà: facile

Ingredienti:

- 2 tazze di olive verdi miste con noccioli
- ¼ di tazza di aceto di vino rosso
- ¼ di tazza di olio extravergine di oliva
- 4 spicchi d'aglio, tritati finemente
- La scorza e il succo di 1 arancia grande
- 1 cucchiaino di fiocchi di peperone rosso
- 2 foglie di alloro
- ½ cucchiaino di cumino macinato
- ½ cucchiaino di pimento macinato

Indicazioni:

Incorporare le olive, l'aceto, l'olio, l'aglio, la scorza d'arancia e il succo, i fiocchi di peperoncino, le foglie di alloro, il cumino e il pimento e mescolare bene. Sigillare e raffreddare per 4 ore o fino a una settimana per consentire alle olive di marinare, mescolando di nuovo prima di servire.

Nutrizione (per 100 g): 133 calorie 14 g di grassi 2 g di carboidrati 1 g di proteine 714 mg di sodio

Tapenade di olive con acciughe

Tempo di preparazione : 1 ora e 10 minuti

Tempo di cottura : 0 minuti

Porzioni: 2

Livello di difficoltà: medio

Ingredienti:

- 2 tazze di olive Kalamata snocciolate o altre olive nere
- 2 filetti di acciughe, tritate
- 2 cucchiaini di capperi tritati
- 1 spicchio d'aglio, tritato finemente
- 1 tuorlo d'uovo cotto
- 1 cucchiaino di senape di Digione
- ¼ di tazza di olio extravergine di oliva
- Cracker Seedy, Versatile Sandwich Round o verdure, da servire (facoltativo)

Indicazioni:

Sciacquate le olive in acqua fredda e scolatele bene. In un robot da cucina, un frullatore o un barattolo grande (se si utilizza un frullatore a immersione) mettere le olive scolate, le acciughe, i capperi, l'aglio, il tuorlo d'uovo e il Dijon. Lavorare fino a formare una pasta densa. Mentre corri, versa gradualmente l'olio d'oliva.

Consegnare a una piccola ciotola, coprire e conservare in frigorifero per almeno 1 ora per far sviluppare i sapori. Servire con Seedy Crackers, in cima a Versatile Sandwich Round o con le tue verdure croccanti preferite.

Nutrizione (per 100 g): 179 calorie 19 g di grassi 2 g di carboidrati 2 g di proteine 82 mg di sodio

Uova alla diavola greche

Tempo di preparazione: 45 minuti

Tempo di cottura : 15 minuti

Porzioni: 4

Livello di difficoltà: facile

Ingredienti:

- 4 uova sode grandi
- 2 cucchiai di Aioli all'aglio arrosto
- ½ tazza di formaggio feta sminuzzato finemente
- 8 olive Kalamata snocciolate, tritate finemente
- 2 cucchiai di pomodori secchi tritati
- 1 cucchiaio di cipolla rossa tritata
- ½ cucchiaino di aneto essiccato
- ¼ di cucchiaino di pepe nero appena macinato

Indicazioni:

Taglia le uova sode a metà nel senso della lunghezza, elimina i tuorli e disponi i tuorli in una ciotola media. Riservare le metà dell'albume e mettere da parte. Schiacciare bene i tuorli con una forchetta. Aggiungere la salsa aioli, la feta, le olive, i pomodori secchi, la cipolla, l'aneto e il pepe e mescolare per unire fino a ottenere un composto omogeneo e cremoso.

Versare il ripieno in ciascuna metà dell'albume e lasciar raffreddare per 30 minuti o fino a 24 ore, coperto.

Nutrizione (per 100 g): 147 calorie 11 g di grassi 6 g di carboidrati 9 g di proteine 736 mg di sodio

Manchego Crackers

Tempo di preparazione : 1 ora e 15 minuti
Tempo di cottura : 15 minuti
Porzioni: 20
Livello di difficoltà: difficile

Ingredienti:

- 4 cucchiai di burro, a temperatura ambiente
- 1 tazza di formaggio Manchego finemente sminuzzato
- 1 tazza di farina di mandorle
- 1 cucchiaino di sale, diviso
- ¼ di cucchiaino di pepe nero appena macinato
- 1 uovo grande

Indicazioni:

Usando uno sbattitore elettrico, setaccia insieme il burro e il formaggio grattugiato fino a quando non sono ben combinati e omogenei. Incorporare la farina di mandorle con ½ cucchiaino di sale e pepe. Unire gradualmente il composto di farina di mandorle al formaggio, mescolando continuamente fino a quando l'impasto si unisce a formare una palla.

Posizionare un pezzo di pergamena o pellicola trasparente e arrotolarlo in un tronco cilindrico di circa 1 ½ pollice di spessore. Sigillare bene e congelare per almeno 1 ora. Preriscalda il forno a

350 ° F. Mettere la carta da forno o gli stampini da forno in silicone in 2 teglie.

Per preparare l'uovo sbattete insieme l'uovo e il restante ½ cucchiaino di sale. Tagliare l'impasto refrigerato a rondelle piccole, spesse circa ¼ di pollice, e disporle sulle teglie foderate.

Lavare con le uova le cime dei cracker e infornare finché i cracker non saranno dorati e croccanti. Posizionare su una gratella per raffreddare.

Servire caldo o, una volta completamente raffreddato, conservare in un contenitore ermetico in frigorifero per un massimo di 1 settimana.

Nutrizione (per 100 g): 243 calorie 23 g di grassi 1 g di carboidrati 8 g di proteine 804 mg di sodio

Burrata Caprese Stack

Tempo di preparazione: 5 minuti

Tempo di cottura : 0 minuti

Porzioni: 4

Livello di difficoltà: facile

Ingredienti:

- 1 pomodoro biologico grande, preferibilmente cimelio
- ½ cucchiaino di sale
- ¼ di cucchiaino di pepe nero appena macinato
- 1 (4 once) di burrata a palla
- 8 foglie di basilico fresco, tagliate a fettine sottili
- 2 cucchiai di olio extravergine d'oliva
- 1 cucchiaio di vino rosso o aceto balsamico

Indicazioni:

Tagliate il pomodoro in 4 fette spesse, eliminando l'eventuale torsolo centrale e cospargete di sale e pepe. Mettere i pomodori, conditi verso l'alto, su un piatto. In un piatto bordato a parte, affettare la burrata in 4 fette spesse e adagiarne una sopra ogni fetta di pomodoro. Coprite ciascuna con un quarto di basilico e versateci sopra l'eventuale crema di burrata riservata dal piatto bordato.

Bagnare con olio d'oliva e aceto e servire con forchetta e coltello.

Nutrizione (per 100 g): 153 calorie 13 g di grassi 1 g di carboidrati 7 g di proteine 633 mg di sodio

Frittelle di Ricotta e Zucchine con Aioli al Limone e Aglio

Tempo di preparazione : 10 minuti, più 20 minuti di riposo
Tempo di cottura : 25 minuti
Porzioni: 4
Livello di difficoltà: difficile

Ingredienti:

- 1 zucchina grande o 2 piccole / medie
- 1 cucchiaino di sale, diviso
- ½ tazza di ricotta di latte intero
- 2 scalogni
- 1 uovo grande
- 2 spicchi d'aglio, tritati finemente
- 2 cucchiai di menta fresca tritata (opzionale)
- 2 cucchiaini di scorza di limone grattugiata
- ¼ di cucchiaino di pepe nero appena macinato
- ½ tazza di farina di mandorle
- 1 cucchiaino di lievito in polvere
- 8 cucchiai di olio extravergine di oliva
- 8 cucchiai di Aioli all'aglio arrosto o maionese all'olio di avocado

Indicazioni:

Metti le zucchine sminuzzate in uno scolapasta o su diversi strati di carta assorbente. Cospargere con ½ cucchiaino di sale e lasciare riposare per 10 minuti. Utilizzando un altro strato di carta assorbente premere sulle zucchine per rilasciare l'umidità in eccesso e asciugare tamponando. Incorporare le zucchine scolate, la ricotta, lo scalogno, l'uovo, l'aglio, la menta (se utilizzata), la scorza di limone, il restante ½ cucchiaino di sale e il pepe.

Setacciare insieme la farina di mandorle e il lievito. Incorporate il composto di farina al composto di zucchine e lasciate riposare per 10 minuti. In una padella capiente, lavorando in quattro lotti, friggere le frittelle. Per ogni lotto di quattro, scalda 2 cucchiai di olio d'oliva a fuoco medio-alto. Aggiungere 1 cucchiaio colmo di pastella di zucchine per frittella, premendo con il dorso di un cucchiaio per formare frittelle da 2 a 3 pollici. Coprite e lasciate soffriggere 2 minuti prima di girarle. Friggere per altri 2-3 minuti, coperto o fino a quando non diventa croccante, dorato e ben cotto. Potrebbe essere necessario ridurre il calore a medio per evitare che si bruci. Togliere dalla padella e tenere al caldo.

Ripeti per i restanti tre lotti, utilizzando 2 cucchiai di olio d'oliva per ogni lotto. Servire le frittelle calde con aioli.

Nutrizione (per 100 g): 448 calorie 42 g di grassi 2 g di carboidrati 8 g di proteine 744 mg di sodio

Cetrioli Ripieni di Salmone

Tempo di preparazione: 10 minuti
Tempo di cottura : 0 minuti
Porzioni: 4
Livello di difficoltà: facile

Ingredienti:

- 2 cetrioli grandi, sbucciati
- 1 (4 once) può salmone rosso
- 1 avocado medio molto maturo
- 1 cucchiaio di olio extravergine d'oliva
- La scorza e il succo di 1 lime
- 3 cucchiai di coriandolo fresco tritato
- ½ cucchiaino di sale
- ¼ di cucchiaino di pepe nero appena macinato

Indicazioni:

Affetta il cetriolo in segmenti spessi 1 pollice e usando un cucchiaio, raschia i semi dal centro di ogni segmento e mettiti in piedi su un piatto. In una ciotola media, mescola il salmone, l'avocado, l'olio d'oliva, la scorza e il succo di lime, il coriandolo, il sale e il pepe e mescola fino a ottenere una crema.

Versare la miscela di salmone al centro di ogni spicchio di cetriolo e servire freddo.

Nutrizione (per 100 g): 159 calorie 11 g di grassi 3 g di carboidrati 9 g di proteine 739 mg di sodio

Paté di formaggio di capra e sgombro

Tempo di preparazione: 10 minuti

Tempo di cottura : 0 minuti

Porzioni: 4

Livello di difficoltà: facile

Ingredienti:

- 4 once di sgombro selvatico confezionato in olio d'oliva
- 2 once di formaggio di capra
- Scorza e succo di 1 limone
- 2 cucchiai di prezzemolo fresco tritato
- 2 cucchiai di rucola fresca tritata
- 1 cucchiaio di olio extravergine d'oliva
- 2 cucchiaini di capperi tritati
- 1-2 cucchiaini di rafano fresco (facoltativo)
- Cracker, rondelle di cetriolo, lance di indivia o sedano, per servire (facoltativo)

Indicazioni:

In un robot da cucina, un frullatore o una ciotola grande con frullatore a immersione, unire lo sgombro, il formaggio di capra, la scorza e il succo di limone, il prezzemolo, la rucola, l'olio d'oliva, i capperi e il rafano (se utilizzato). Frulla o frulla fino a ottenere un composto omogeneo e cremoso.

Servire con cracker, rondelle di cetriolo, lance di indivia o sedano. Sigilla coperto in frigorifero per un massimo di 1 settimana.

Nutrizione (per 100 g): 118 calorie 8 g di grassi 6 g di carboidrati 9 g di proteine 639 mg di sodio

Gustose bombe del Mediterraneo

Tempo di preparazione : 4 ore e 15 minuti

Tempo di cottura : 0 minuti

Porzioni: 6

Livello di difficoltà: medio

Ingredienti:

- 1 tazza di formaggio di capra sbriciolato
- 4 cucchiai di pesto in barattolo
- 12 olive Kalamata snocciolate, tritate finemente
- ½ tazza di noci tritate finemente
- 1 cucchiaio di rosmarino fresco tritato

Indicazioni:

In una ciotola media, flagella il formaggio di capra, il pesto e le olive e mescola bene usando una forchetta. Congelare per 4 ore per indurire.

Con le mani, crea il composto in 6 palline, di circa ¾ di pollice di diametro. La miscela risulterà appiccicosa.

In una piccola ciotola, mettere le noci e il rosmarino e arrotolare le palline di formaggio di capra nella miscela di noci per ricoprire. Conserva le bombe di grasso in frigorifero per un massimo di 1 settimana o nel congelatore per un massimo di 1 mese.

Nutrizione (per 100 g): 166 calorie 15 g di grassi 1 g di carboidrati 5 g di proteine 736 mg di sodio

Gazpacho di avocado

Tempo di preparazione: 15 minuti

Tempo di cottura : 10 minuti

Porzioni: 4

Livello di difficoltà: facile

Ingredienti:

- 2 tazze di pomodori tritati
- 2 grandi avocado maturi, tagliati a metà e snocciolati
- 1 cetriolo grande, sbucciato e senza semi
- 1 peperone medio (rosso, arancione o giallo), tritato
- 1 tazza di yogurt greco a latte intero
- ¼ di tazza di olio extravergine di oliva
- ¼ di tazza di coriandolo fresco tritato
- ¼ di tazza di scalogno tritato, solo la parte verde
- 2 cucchiai di aceto di vino rosso
- Succo di 2 lime o 1 limone
- Da ½ a 1 cucchiaino di sale
- ¼ di cucchiaino di pepe nero appena macinato

Indicazioni:

Usando un frullatore ad immersione, unisci i pomodori, gli avocado, il cetriolo, il peperone, lo yogurt, l'olio d'oliva, il coriandolo, lo scalogno, l'aceto e il succo di lime. Frulla fino a ottenere un composto omogeneo.

Condire e frullare per unire i sapori. Servire freddo.

Nutrizione (per 100 g): 392 calorie 32 g di grassi 9 g di carboidrati 6 g di proteine 694 mg di sodio

Torta Di Granchio

Tempo di preparazione: 35 minuti
Tempo di cottura : 20 minuti
Porzioni: 4
Livello di difficoltà: medio

Ingredienti:

- Granchio jumbo lump da 1 libbra
- 1 uovo grande
- 6 cucchiai di Aioli all'aglio arrosto
- 2 cucchiai di senape di Digione
- ½ tazza di farina di mandorle
- ¼ di tazza di cipolla rossa tritata
- 2 cucchiaini di paprika affumicata
- 1 cucchiaino di sale di sedano
- 1 cucchiaino di aglio in polvere
- 1 cucchiaino di aneto essiccato (facoltativo)
- ½ cucchiaino di pepe nero appena macinato
- ¼ di tazza di olio extravergine di oliva
- 4 grandi foglie di lattuga Bibb, spessa spina dorsale rimossa

Indicazioni:

Metti la polpa di granchio in una grande ciotola e prendi i gusci visibili, quindi rompi la carne con una forchetta. In una piccola ciotola, flagella insieme l'uovo, 2 cucchiai aioli e la senape di Digione. Aggiungere alla polpa di granchio e frullare con una forchetta. Aggiungere la farina di mandorle, la cipolla rossa, la paprika, il sale di sedano, l'aglio in polvere, l'aneto (se usato) e il pepe e mescolare bene. Lasciar riposare a temperatura ambiente per 10-15 minuti.

Formare 8 torte piccole, di circa 2 pollici di diametro. Cuocere l'olio d'oliva a fuoco medio-alto. Friggere le torte fino a doratura, 2-3 minuti per lato. Avvolgere, abbassare la fiamma e cuocere per altri 6-8 minuti, o finché non si sarà solidificata al centro. Rimuovere dalla padella.

Per servire, avvolgere 2 piccole torte di granchio in ogni foglia di lattuga e guarnire con 1 cucchiaio di aioli.

Nutrizione (per 100 g): 344 calorie 24 g di grassi 2 g di carboidrati 24 g di proteine 804 mg di sodio

Insalata di pollo all'arancia e dragoncello

Tempo di preparazione: 15 minuti

Tempo di cottura : 0 minuti

Porzioni: 4

Livello di difficoltà: facile

Ingredienti:

- ½ tazza di yogurt greco a latte intero
- 2 cucchiai di senape di Digione
- 2 cucchiai di olio extravergine d'oliva
- 2 cucchiai di dragoncello fresco
- ½ cucchiaino di sale
- ¼ di cucchiaino di pepe nero appena macinato
- 2 tazze di pollo sminuzzato cotto
- ½ tazza di mandorle a scaglie
- Da 4 a 8 grandi foglie di lattuga Bibb, senza il gambo duro
- 2 piccoli avocado maturi, sbucciati e tagliati a fettine sottili
- Scorza di 1 clementina o ½ arancia piccola (circa 1 cucchiaio)

Indicazioni:

In una ciotola media, mescolare lo yogurt, la senape, l'olio d'oliva, il dragoncello, la scorza d'arancia, il sale e il pepe e frullare fino a ottenere una crema. Aggiungere il pollo sminuzzato e le mandorle e mescolare per ricoprire.

Per assemblare gli involtini, posizionare circa ½ tazza di miscela di insalata di pollo al centro di ogni foglia di lattuga e guarnire con avocado a fette.

Nutrizione (per 100 g): 440 Calorie 32 g l Grassi 8 g Carboidrati 26 g Proteine 607 mg Sodio

Funghi ripieni di feta e quinoa

Tempo di preparazione: 5 minuti

Tempo di cottura : 8 minuti

Porzioni: 6

Livello di difficoltà: medio

Ingredienti:

- 2 cucchiai di peperone rosso tritato finemente
- 1 spicchio d'aglio, tritato
- ¼ di tazza di quinoa cotta
- 1/8 cucchiaino di sale
- ¼ di cucchiaino di origano essiccato
- 24 funghi champignon, senza gambo
- 2 once di feta sbriciolata
- 3 cucchiai di pangrattato integrale
- Spray da cucina all'olio d'oliva

Indicazioni:

Preriscalda la friggitrice ad aria a 360 ° F. In una piccola ciotola, mescola il peperone, l'aglio, la quinoa, il sale e l'origano. Versare il ripieno di quinoa nei cappucci dei funghi fino a riempirlo. Aggiungi un pezzetto di feta in cima a ogni fungo. Cospargere un pizzico di pangrattato sulla feta di ogni fungo.

Metti il cestello della friggitrice ad aria con uno spray da cucina a base di olio d'oliva, quindi posiziona delicatamente i funghi nel cestello, facendo attenzione che non si tocchino.

Adagiare il cestello nella friggitrice ad aria e cuocere per 8 minuti. Togliere dalla friggitrice ad aria e servire.

Nutrizione (per 100 g): 97 calorie 4 g di grassi 11 g di carboidrati 7 g di proteine 677 mg di sodio

Falafel ai cinque ingredienti con salsa allo yogurt e aglio

Tempo di preparazione: 5 minuti
Tempo di cottura : 15 minuti
Porzioni: 4
Livello di difficoltà: difficile

Ingredienti:

- Per i falafel
- 1 (15 once) può ceci, scolati e sciacquati
- ½ tazza di prezzemolo fresco
- 2 spicchi d'aglio, tritati
- ½ cucchiaio di cumino macinato
- 1 cucchiaio di farina integrale
- sale
- Per la salsa allo yogurt e aglio
- 1 tazza di yogurt greco senza grassi
- 1 spicchio d'aglio, tritato
- 1 cucchiaio di aneto fresco tritato
- 2 cucchiai di succo di limone
-

Indicazioni:

Per fare i falafel

Preriscalda la friggitrice ad aria a 360 ° F. Metti i ceci in un robot da cucina. Frullare fino a ottenere un composto quasi tritato, quindi aggiungere il prezzemolo, l'aglio e il cumino e frullare per altri minuti, finché gli ingredienti non si trasformano in un impasto.

Aggiungi la farina. Frullare ancora qualche volta fino a quando non sarà combinato. L'impasto avrà una consistenza, ma i ceci dovranno essere ridotti a pezzetti. Con le mani pulite, stendete la pasta in 8 palline di uguali dimensioni, quindi picchiettate leggermente le palline in modo che siano dischi spessi circa ½.

Metti il cestello della friggitrice ad aria con uno spray da cucina all'olio d'oliva, quindi posiziona le polpette di falafel nel cestello in un unico strato, assicurandoti che non si tocchino. Friggere nella friggitrice ad aria per 15 minuti.

Per fare la salsa allo yogurt e aglio

Mescola yogurt, aglio, aneto e succo di limone. Una volta che i falafel sono cotti e ben dorati su tutti i lati, toglili dalla friggitrice ad aria e condisci con sale. Servire il lato caldo immergendo la salsa.

Nutrizione (per 100 g): 151 calorie 2 g di grassi 10 g di carboidrati 12 g di proteine 698 mg di sodio

Gamberetti al limone con olio d'oliva all'aglio

Tempo di preparazione: 5 minuti
Tempo di cottura : 6 minuti
Porzioni: 4
Livello di difficoltà: medio

Ingredienti:

- Gamberetti medi da 1 libbra, puliti e sgusciati
- ¼ di tazza più 2 cucchiai di olio d'oliva, diviso
- Succo di ½ limone
- 3 spicchi d'aglio, tritati e divisi
- ½ cucchiaino di sale
- ¼ di cucchiaino di fiocchi di peperone rosso
- Spicchi di limone, per servire (facoltativo)
- Salsa marinara, per intingere (facoltativo)

Indicazioni:

Preriscalda la friggitrice ad aria a 380 ° F. Aggiungere i gamberi con 2 cucchiai di olio d'oliva, succo di limone, 1/3 di aglio tritato, sale e peperoncino a scaglie e ricoprire bene.

In un piccolo stampino, unire il restante ¼ di tazza di olio d'oliva e l'aglio tritato rimanente. Strappare un foglio di alluminio da 12 x 12 pollici. Posiziona i gamberetti al centro della pellicola, quindi piega i lati e piega i bordi in modo che formino una ciotola di carta stagnola aperta sulla parte superiore. Metti questo pacchetto nel cestello della friggitrice ad aria.

Arrostire i gamberetti per 4 minuti, quindi aprire la friggitrice ad aria e mettere il pirottino con olio e aglio nel cestello accanto alla confezione di gamberetti. Cuocere per altri 2 minuti. Trasferire i gamberi su un piatto da portata o un vassoio con il ramekin di olio d'oliva all'aglio sul lato per immergerli. Puoi anche servire con spicchi di limone e salsa marinara, se lo desideri.

Nutrizione (per 100 g): 264 calorie 21 g di grassi 10 g di carboidrati 16 g di proteine 473 mg di sodio

Fagioli verdi croccanti con salsa al limone e yogurt

Tempo di preparazione: 5 minuti
Tempo di cottura : Cinque minuti
Porzioni: 4
Livello di difficoltà: medio

Ingredienti:

- <u>Per i fagiolini</u>
- 1 uovo
- 2 cucchiai d'acqua
- 1 cucchiaio di farina integrale
- ¼ di cucchiaino di paprika
- ½ cucchiaino di aglio in polvere
- ½ cucchiaino di sale
- ¼ di tazza di pangrattato integrale
- ½ libbra di fagiolini interi
- <u>Per la salsa allo yogurt e limone</u>
- ½ tazza di yogurt greco senza grassi
- 1 cucchiaio di succo di limone
- ¼ di cucchiaino di sale
- 1/8 cucchiaino di pepe di Caienna

Direzione:

Per fare i fagiolini

Preriscalda la friggitrice ad aria a 380 ° F.

In una ciotola mediamente bassa, unire insieme l'uovo e l'acqua fino a ottenere un composto spumoso. In una ciotola media poco profonda separata, sbatti insieme la farina, la paprika, l'aglio in polvere e il sale, quindi aggiungi il pangrattato.

Distribuire il fondo della friggitrice ad aria con uno spray da cucina. Immergi ogni fagiolino nel composto di uova, poi nel composto di pangrattato, ricoprendo l'esterno con le briciole. Posiziona i fagiolini in un unico strato sul fondo del cestello della friggitrice ad aria.

Friggere nella friggitrice ad aria per 5 minuti o fino a quando la panatura non sarà dorata.

Per fare la salsa allo yogurt e limone

Incorporare lo yogurt, il succo di limone, il sale e il pepe di Caienna. Servire le patatine di fagioli verdi insieme alla salsa di yogurt e limone come spuntino o antipasto.

Nutrizione (per 100 g): 88 calorie 2 g di grassi 10 g di carboidrati 7 g di proteine 697 mg di sodio

Chips Di Pita Di Sale Marino Fatti In Casa

Tempo di preparazione: 2 minuti
Tempo di cottura : 8 minuti
Porzioni: 2
Livello di difficoltà: facile

Ingredienti:

- 2 focacce integrali
- 1 cucchiaio di olio d'oliva
- ½ cucchiaino di sale kosher

Indicazioni

Preriscalda la friggitrice ad aria a 360 ° F. Taglia ogni pita in 8 spicchi. In una ciotola media, mescola gli spicchi di pita, l'olio d'oliva e il sale fino a quando gli spicchi non sono rivestiti e l'olio d'oliva e il sale sono distribuiti uniformemente.

Posizionare gli spicchi di pita nel cestello della friggitrice ad aria in uno strato uniforme e friggere per 6-8 minuti.

Condire con altro sale, se lo si desidera. Servire da solo o con un tuffo preferito.

Nutrizione (per 100 g): 230 calorie 8 g di grassi 11 g di carboidrati 6 g di proteine 810 mg di sodio

Salsa Spanakopita Al Forno

Tempo di preparazione: 10 minuti
Tempo di cottura : 15 minuti
Porzioni: 2
Livello di difficoltà: medio

Ingredienti:

- Spray da cucina all'olio d'oliva
- 3 cucchiai di olio d'oliva, diviso
- 2 cucchiai di cipolla bianca tritata
- 2 spicchi d'aglio, tritati
- 4 tazze di spinaci freschi
- 4 once di crema di formaggio, ammorbidito
- 4 once di formaggio feta, diviso
- Scorza di 1 limone
- ¼ di cucchiaino di noce moscata macinata
- 1 cucchiaino di aneto essiccato
- ½ cucchiaino di sale
- Chips di pita, bastoncini di carote o pane a fette da servire (facoltativo)

Indicazioni:

Preriscalda la friggitrice ad aria a 360 ° F. Rivestire l'interno di uno stampino da 6 pollici o una pirofila con olio d'oliva spray da cucina.

In una padella larga a fuoco medio, scalda 1 cucchiaio di olio d'oliva. Aggiungere la cipolla, quindi cuocere per 1 minuto. Aggiungere l'aglio e cuocere, mescolando ancora per 1 minuto.

Abbassare la fiamma e unire gli spinaci e l'acqua. Cuocere fino a quando gli spinaci non saranno appassiti. Togli la padella dal fuoco. In una ciotola media, flagella la crema di formaggio, 2 once di feta e il resto dell'olio d'oliva, la scorza di limone, la noce moscata, l'aneto e il sale. Mescolare fino a quando non è appena combinato.

Aggiungere le verdure alla base di formaggio e mescolare fino a quando saranno ben amalgamate. Versare il composto da immersione nello stampino preparato e guarnire con le restanti 2 once di formaggio feta.

Posizionare la salsa nel cestello della friggitrice ad aria e cuocere per 10 minuti o finché non si riscalda e bolle. Servire con patatine pita, bastoncini di carote o pane a fette.

Nutrizione (per 100 g): 550 calorie 52 g di grassi 21 g di carboidrati 14 g di proteine 723 mg di sodio

Salsa Di Cipolla Perla Arrostita

Tempo di preparazione: 5 minuti

Tempo di cottura : 12 minuti più 1 ora per raffreddare

Porzioni: 4

Livello di difficoltà: medio

Ingredienti:

- 2 tazze di cipolline sbucciate
- 3 spicchi d'aglio
- 3 cucchiai di olio d'oliva, diviso
- ½ cucchiaino di sale
- 1 tazza di yogurt greco senza grassi
- 1 cucchiaio di succo di limone
- ¼ di cucchiaino di pepe nero
- 1/8 di cucchiaino di fiocchi di peperone rosso
- Chips di pita, verdure o pane tostato da servire (facoltativo)

Indicazioni:

Preriscalda la friggitrice ad aria a 360 ° F. In una grande ciotola, unire le cipolline e l'aglio con 2 cucchiai di olio d'oliva fino a quando le cipolle non saranno ben ricoperte.

Versare il composto di aglio e cipolla nel cestello della friggitrice e cuocere per 12 minuti. Metti l'aglio e le cipolle in un robot da cucina. Frullare le verdure più volte, fino a quando le cipolle non saranno tritate ma avranno ancora qualche pezzetto.

Aggiungere l'aglio e le cipolle e il restante cucchiaio di olio d'oliva, insieme a sale, yogurt, succo di limone, pepe nero e fiocchi di peperoncino. Lascia raffreddare per 1 ora prima di servire con patatine pita, verdure o pane tostato.

Nutrizione (per 100 g): 150 calorie 10 g di grassi 6 g di carboidrati 7 g di proteine 693 mg di sodio

Tapenade di peperoni rossi

Tempo di preparazione: 5 minuti
Tempo di cottura : Cinque minuti
Porzioni: 4
Livello di difficoltà: medio

Ingredienti:

- 1 peperone rosso grande
- 2 cucchiai più 1 cucchiaino di olio d'oliva
- ½ tazza di olive Kalamata, snocciolate e tritate grossolanamente
- 1 spicchio d'aglio, tritato
- ½ cucchiaino di origano essiccato
- 1 cucchiaio di succo di limone

Indicazioni:

Preriscalda la friggitrice ad aria a 380 ° F. Spennellare l'esterno di un peperone rosso intero con 1 cucchiaino di olio d'oliva e posizionarlo all'interno del cestello della friggitrice ad aria. Cuocere per 5 minuti. Nel frattempo, in una ciotola media, incorporare i restanti 2 cucchiai di olio d'oliva con le olive, l'aglio, l'origano e il succo di limone.

Rimuovere il peperone rosso dalla friggitrice, quindi affettare delicatamente il gambo e rimuovere i semi. Tritare grossolanamente il peperone arrostito a pezzetti.

Aggiungere il peperone rosso alla miscela di olive e mescolare tutto insieme fino a quando combinato. Servire con patatine pita, cracker o pane croccante.

Nutrizione (per 100 g): 104 calorie 10 g di grassi 9 g di carboidrati 1 g di proteine 644 mg di sodio

Bucce di patate greche con olive e feta

Tempo di preparazione: 5 minuti

Tempo di cottura : 45 minuti

Porzioni: 4

Livello di difficoltà: difficile

Ingredienti:

- 2 patate color ruggine
- 3 cucchiai di olio d'oliva
- 1 cucchiaino di sale kosher, diviso
- ¼ di cucchiaino di pepe nero
- 2 cucchiai di coriandolo fresco
- ¼ di tazza di olive Kalamata, a dadini
- ¼ di tazza di feta sbriciolata
- Prezzemolo fresco tritato, per guarnire (facoltativo)

Indicazioni:

Preriscalda la friggitrice ad aria a 380 ° F. Usando una forchetta, fai 2 o 3 buchi nelle patate, quindi ricopri ciascuna con circa ½ cucchiaio di olio d'oliva e ½ cucchiaino di sale.

Posizionare le patate nel cestello della friggitrice ad aria e cuocere per 30 minuti. Rimuovere le patate dalla friggitrice ad aria e tagliarle a metà. Raschiare la polpa delle patate con un cucchiaio, lasciando uno strato di ½ pollice di patate all'interno della buccia e mettere da parte le bucce.

In una ciotola media, unisci le patate a metà con i restanti 2 cucchiai di olio d'oliva, ½ cucchiaino di sale, pepe nero e coriandolo. Mescolare fino a quando ben combinato. Dividete il ripieno di patate nelle bucce ormai vuote, distribuendole uniformemente su di esse. Guarnisci ogni patata con un cucchiaio di olive e di feta.

Riporre le bucce di patate caricate nella friggitrice e cuocere per 15 minuti. Servire con altro coriandolo tritato o prezzemolo e un filo d'olio d'oliva, se lo si desidera.

Nutrizione (per 100 g): 270 calorie 13 g di grassi 34 g di carboidrati 5 g di proteine 672 mg di sodio

Pita di carciofi e olive

Tempo di preparazione: 5 minuti

Tempo di cottura : 10 minuti

Porzioni: 4

Livello di difficoltà: facile

Ingredienti:

- 2 focacce integrali
- 2 cucchiai di olio d'oliva, diviso
- 2 spicchi d'aglio, tritati
- ¼ di cucchiaino di sale
- ½ tazza di cuori di carciofi in scatola, affettati
- ¼ di tazza di olive Kalamata
- ¼ di tazza di parmigiano grattugiato
- ¼ di tazza di feta sbriciolata
- Prezzemolo fresco tritato, per guarnire (facoltativo)

Indicazioni:

Preriscalda la friggitrice ad aria a 380 ° F. Spennellare ogni pita con 1 cucchiaio di olio d'oliva, quindi cospargere di aglio tritato e sale.

Distribuire i cuori di carciofi, le olive e i formaggi in modo uniforme tra le due focacce e metterli entrambi nella friggitrice ad aria per infornare per 10 minuti. Rimuovere le focacce e tagliarle in 4 pezzi ciascuna prima di servire. Cospargere il prezzemolo sopra, se lo si desidera.

Nutrizione (per 100 g): 243 calorie 15 g di grassi 10 g di carboidrati 7 g di proteine 644 mg di sodio

Involtini di Feta e Zucchine

Tempo di preparazione: 10 minuti
Tempo di cottura : 10 minuti
Porzioni: 6
Livello di difficoltà: medio

Ingredienti:

- ½ tazza di feta
- 1 spicchio d'aglio, tritato
- 2 cucchiai di basilico fresco, tritato
- 1 cucchiaio di capperi, tritati
- 1/8 cucchiaino di sale
- 1/8 di cucchiaino di fiocchi di peperone rosso
- 1 cucchiaio di succo di limone
- 2 zucchine medie
- 12 stuzzicadenti

Indicazioni:

Preriscalda la friggitrice ad aria a 360 ° F. (Se si utilizza un accessorio per griglia, assicurarsi che sia all'interno della friggitrice ad aria durante il preriscaldamento.) In una piccola ciotola, mescolare la feta, l'aglio, il basilico, i capperi, il sale, i fiocchi di peperoncino e il succo di limone.

Affetta le zucchine in strisce da 1/8 di pollice nel senso della lunghezza. (Ogni zucchina dovrebbe produrre circa 6 strisce.)

Distribuire 1 cucchiaio di ripieno di formaggio su ciascuna fetta di zucchine, quindi arrotolarla e bloccarla con uno stuzzicadenti al centro.

Mettere gli involtini di zucchine nel cestello della friggitrice ad aria in uno strato, singolarmente. Cuocere o grigliare nella friggitrice ad aria per 10 minuti. Togliere gli involtini di zucchine dalla friggitrice e rimuovere delicatamente gli stuzzicadenti prima di servire.

Nutrizione (per 100 g): 46 calorie 3 g di grassi 6 g di carboidrati 3 g di proteine 710 mg di sodio

CPSIA information can be obtained
at www.ICGtesting.com
Printed in the USA
BVHW081521010621
608548BV00007B/1933